BEI GRIN MACHT SICH IHR WISSEN BEZAHLT

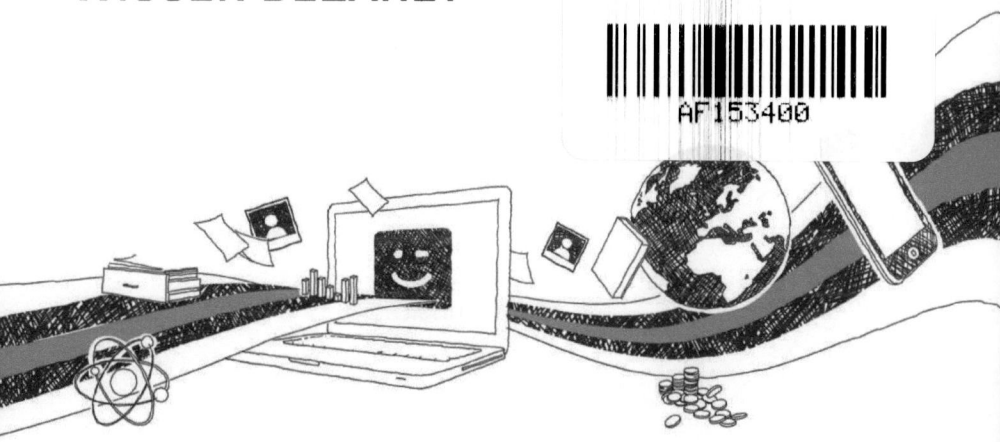
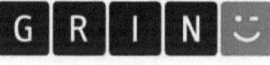

Stressmanagement. Kurskonzept zum selbstbestimmten Umgang mit Stress

Jan Wandelt

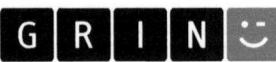

Bibliografische Information der Deutschen Nationalbibliothek:

Die Deutsche Nationalbibliothek verzeichnet diese Publikation in der Deutschen Nationalbibliografie; detaillierte bibliografische Daten sind im Internet über http://dnb.d-nb.de abrufbar.

ISBN: 9783346295149
Dieses Buch ist auch als E-Book erhältlich.

Druck und Bindung: Books on Demand GmbH, Norderstedt Germany
Gedruckt auf säurefreiem Papier aus verantwortungsvollen Quellen

Das vorliegende Werk wurde sorgfältig erarbeitet. Dennoch übernehmen Autoren und Verlag für die Richtigkeit von Angaben, Hinweisen, Links und Ratschlägen sowie eventuelle Druckfehler keine Haftung.

Das Buch bei GRIN: https://www.grin.com/document/955518

Deutsche Hochschule für
Prävention und Gesundheitsmanagement

Hausarbeit

Name, Vorname: **Wandelt, Jan Lukas**

Inhaltsverzeichnis

Teilaufgabe 1 – Grundlegende Informationen zur Präventionsmaßnahme

1.1 Bezeichnung des Kursangebotes

Der Titel des in der Hausarbeit dargestellten Kursangebots lautet „Entspannter & selbstbestimmer Umgang mit Stress. Die Begriffe „Entspannung" und „Selbstbestimmtheit" stellen hier die primären Fähigkeiten dar, welche während des Programms erlernt werden sollen.

1.2 Handlungsfeld und Präventionsprinzip

Die geplante Präventionsmaßnahme bezieht sich auf das von dem GKV-Spitzenverband dargestellte Handlungsfeld „Stressmanagement" mit dem dazugehörigen Präventionsprinzip der Förderung von individuellen Stressbewältigungskompetenzen zur Vermeidung stressbedingter Gesundheitsrisiken.

1.3 Bedarf

Im Folgenden wird der Bedarf für die geplante Präventionsmaßnahme ausführlich hergeleitet und dargestellt. Hierzu werden vorranging Daten von Krankheitsbildern mit hoher epidemiologischer Bedeutung herangezogen, welche in direkter oder indirekter Verbindung mit Stress stehen.

Ein Problem der Thematik „Stress" in der heutigen postmodernen Gesellschaft ist, dass viele Menschen, die angeblich viel unter Stress stehen und viel zu tun haben, diesen Stress als eine Art Status-Symbol oder Form der Profilierung nutzen. Dies spielt die eigentliche Problematik jedoch stark herunter oder lässt sie gar als etwas Positives darstehen (Techniker Krankenkasse, 2016, S. 6). Stress hat dabei nicht nur schädliche Einflüsse auf körperlicher Funktionen, sondern verursacht auch massive Störungen des psychischen Wohlbefindens und der allgemeinen Gesundheit. Hapke et al. (2013, S. 752) beschreibt, „dass Menschen mit einer starken Belastung durch chronischen Stress deutlich häufiger eine depressive Symptomatik, ein Burnout-Syndrom oder Schlafstörungen als Menschen ohne starke Belastung durch chronischen Stress aufweisen." Die von Hapke et al. im Auftrag des Robert-Koch-Instituts durchgeführte Studie in Bezug auf chronischen Stress bei Erwachsenen in Deutschland verdeutlicht den akuten Handlungsbedarf in diesem Bereich. Die Datenerhebung dieser Forschungsarbeit zeigt auf, dass sich mehr als jeder zweite Erwachsene (53,7%) zwischen 18 und 64 Jahren mit depressiven Symptomen zusätzlich durch chronischen Stress stark belastet fühlt. Eine ebenso aussagekräftige Datenlage lässt sich bei diagnostizierten Burnout-Syndrom-Patienten finden. Hier fühlen sich 45,9 % der Betroffenen durch Stress belastet. Bei 22,1 % aller Patienten mit Schlafstörungen ist Stress ebenfalls ein signifikanter negativer Einflussfaktor. Die Ergebnisse belegen einen hohen Zusammenhang zwischen chronischem Stress und psychischen Erkrankungen (Hapke et al, 2013, S. 752). Eine Studie der Techniker Krankenkasse aus dem Jahr 2016 veranschaulich die Evidenz hinsichtlich der Korrelation von Stress und Krankheiten auf physischer Ebene. Aktuell leidet jeder dritte Mensch in Deutschland an einer chronischen Erkrankung wie Diabetes, Herz-Kreislauf-Erkrankungen (z.B. hoher Blutdruck, Herzerkrankungen) oder Asthma. Zudem leiden 54% der befragten Personen an Verspannungen/Rückenschmerzen, davon weisen knapp zwei Drittel (66%) einen hohen Stresspegel auf. Die Symptomatik des Erschöpft-/Ausgebranntsein beantworten 31% mit „Ja", hiervon sind 64% der Betroffnen ebenfalls häufig gestresst. 26% leiden an Kopfschmerzen/Migräne, wovon 36% bestätigen regelmäßig gestresst zu sein (Wohlers & Hombrecher, 2016, S. 46). Das Risiko an solchen „Zivilisationskrankheiten" zu erkranken wird durch den individuellen Lebensstil der betroffenen Person beeinflusst. So tragen mangelnde Bewegung, schlechte Ernährung sowie Rauchen maßgeblich zu der Entstehung dieser bei. Stress ist in diesem Sinne der auslösende Faktor oder auch der Grund für diese Angewohnheiten, denn gestresste Menschen neigen eher zu gesundheitsschädigendem Verhalten (Kaluza, 2017, S. 32). Neben Folgen für das Individuum haben die oben genannten Erkrankungen und die damit verbundenen Auswirkungen auch schwerwiegende Folgen auf volkswirtschaftlicher Ebene. Aus dem von der Deutschen Angestellten Krankenkasse (DAK) veröffentlichtem Gesundheitsbericht aus dem Jahr 2019 geht hervor, dass Erkrankungen des Muskel-Skelett-Systems, psychische Erkrankungen, und Erkrankungen des Atmungssystems für 52,1% aller Fehltage am Arbeitsplatz der dort Versicherten verantwortlich sind (Marschall, Hildebrandt & Nolting, 2019, S.18). Nach epidemiologischen Studien gehören vor allem Muskel-Skelletet- sowie Herz-Kreislauf-Erkrankungen zu den kostenintensivsten. So betrugen die aus diesen Erkrankungen resultierenden Krankheitskosten im Jahr 2015 46,436 Milliarden Euro (StBA, 2020).

Zusammenfassend lässt sich die Aussage tätigen, dass der Bedarf einer Präventinmaß-
nahme in Form eines Stresskompetenztrainings, gerade für die Zielgruppe Erwachsene,
hoch ist.

1.4 Wirksamkeit

In der folgenden Tabelle wird die Wirksamkeit für das geplante Präventionsprogramm
dargestellt.

Tabelle 1 Wirksamkeit der geplanten Präventionsmaßnahme (eigene Darstellung)

Vollständiger bibliografischer Nachweis	von Boch-Galhau, B., Lier, L., Beelmann, A., Ka-ring, C., (2018). Lassen sich Stressmanagement-kompetenzen bei Berufstätigen kurz- und langfris-tig fördern? Implementation und Evaluation eines Stressbewältigungstrainings für Berufstätige. Hamburg: Springer-Verlag
Darstellung der zentralen Ergebnisse	Die vorliegende Studie diente zur Implementie-rung und Längsschnittevaluation eines neu konzi-pierten multimodalen Stressbewältigungstraining für Berufstätige. Als zentrale Ergebnisse der Stu-die zeigten sich positive Effekte auf die 5 Module Psychoedukation, kognitive Strategien, Problem lösen, Zeitmanagement und Selbstwirksamkeit für einen effektiven Zeitraum von 1,5 Jahren nach vollständiger Absolvierung eines Stressbewälti-gungstrainings. Ebenfalls wurde bei den Teilneh-mern der Studie nach Absolvierung ein geringeres Risiko an Burnout zu erkranken festgestellt.
Erläuterung der Bedeutung der Handlungs-empfehlungen für die geplanten Präentions-maßnahme	Die Studie verdeutlicht das gesundheitsfördernde Potential eines Stressbewältigungsprogramms, vor allem auf behavorialer Ebene. Alle erhobenen Konstrukte zeigten dabei eine deutlich positive Verbesserung auf. Damit einhergehend lassen sich klare positive Effekte auf den Gesundheitsstand der Individuen nachweisen.

1.5 Zielgruppe

Die folgende Tabelle stellt die Zielgruppe der Präventionsmaßnahme dar.

Tabelle 2 Darstellung der Zielgruppe (eigene Darstellung)

Soziodemographische Merkmale	Geschlecht: Männlich & Weiblich
	Alter: 30 bis 60 Jahre
Sozialstatus	Bildungsgrad: Mittel- und Hochschulreife
	Beruf: Personen im Angestelltenverhältnis
Gesundheitsrisiken/-belastungen	BMI: undefiniert
	Körperliches Aktiviätsniveau: gering
	Stressbelastungen: Psychosozialer Schwerpunkt, beruflicher Natur, das Privatleben betreffend
Kontraindikationen	- Menschen mit akuter endogener Psychose
	- Menschen mit stark ausgeprägter Zwangssymptomatik

1.6 Ziele der Maßnahme

In den folgenden drei Tabellen werden die primären, übergeordneten Ziele der Präventionsmaßnahme dargestellt.

Tabelle 3 Ziel 1 (eigene Darstellung)

Ziel	Stärkung der Stresswahrnehmung – Mentales Training
Begründung	Das mentale Training zielt darauf ab, Achtsamkeit gegenüber den unbewussten, stressauslösenden Gedanken bei den Teilnehmern zu schaffen. Die geistige Einstellung gegenüber Stresssituationen soll rationaler gestaltet werden, um gewisse Handlungsoptionen aufzuzeigen sowie eine Toleranz gegenüber Stress zu entwickeln (Kaluza, 2017, S. 117).

Tabelle 4 Ziel 2 (eigene Darstellung)

Ziel	Stärkung der Entspannungsfähigkeit zum Abbau körperlicher Übererregungszustände – Körperliches Training
Begründung	Regelmäßige Entspannungsübungen lindern erwiesenermaßen funktionelle Beschwerden im Bereich des Bewegungsapparates. Zudem stellt sich eine beruhigende Wirkung auf die Psyche nach Absolvierung solcher Praktiken ein. Die Selbstsicherheit steigt signifikant und eine Reduktion von Ängstlichkeit und Deprimiertheit tritt ein (Kaluza, 2017. S. 92).

Tabelle 5 Ziel 3 (eigene Darstellung)

Ziel	Festigung des Kursprogrammes und Integration der Techniken (Copingstrategien) in den Alltag.
Begründung	Um den Teilnehmern eine langfristige Wirkung des Programms zu garantieren, sollen die im Kurs erlernten Techniken in das Alltagsleben der Klienten integriert werden. Hier werden vorallem die Bewältigungsstrategien (Copingstrategien) herangezogen.

2 Teilaufgabe 2 – Inhaltlich-organisatorische Grobplanung des Kursprogramms

Tabelle 6 Inhaltlich-organisatorischer Grobplanung des Kursprogamms (eigene Darstellung)

Punkt	Angaben
Kursinhalte	- **Grundlegende Wissensvermittlung über den Stressbegriff:** Edukation: Was bedeutet Stress? (Distress vs. Eustress, Auswirkungen & Folgen auf den Organismus auf physischer & psychischer Ebene). - **Stresskompetenz durch Handlungsstrategien und Verhaltensänderung:** Identifizierung und Bewältigung von Stress. Umgang mit Stressoren mit der Förderung von individueller, persönlicher Stresskompetenz, darunter Themen zur Belastbarkeitssteigerung (Zeitmanagement, Copingstrategien, frühzeitiges Erkennen von Problemen/Stressoren, systematisches Problemlösen, allgemeine Verhaltensänderung). - **Verbesserung der physischen und psychischen Ressourcen:** Einüben und Erlernen von Selbstregulationsfähigkeiten, darunter Entspannungstrainings, Spannungsregulationsmodule und Achtsamkeitsübungen. Gewährleistung eines optimalen Verhältnis zwischen Belastung und Entspannung. - **Reflexion der eigenen Stresskompetenz:** Feedbackverfahren in der Gruppe, Besprechung der Inhalte & Evaluation des Trainingsprogramms, Festigung der erlernten Fähigkeiten für das Alltagsleben der Teilnehmer
Kursdauer	9 Wochen
Kurseinheiten	1 Einheit/Woche á 60 Minuten
Zeitaufteilung Information/Praxis	40 Minuten Theorie/ 20 Minuten Praxis in jeder Kurseinheit. **Anmerkung:** KE 5 – 40 Minuten Praxis/ 20 Minuten Theorie
Teilnehmerzahl	Maximal 15 Personen
Benötigte Ressourcen	**Räumlichkeiten:** Kursraum mit ausreichend Platz für die Teilnehmeranzahl (5-6m² pro Teilnehmer) **Medien:** Musikanlage, Whiteboard, Flipchart **Hilfsmittel:** Gymnasikmatte, Fragebögen **Teilnehmerunterlagen:** Programmübersicht, Kursmanual, Handouts
Kursleiter	Zertifizierter Lehrer für Prävention und Gesundheitsförderung
Kursanbieter	**Name:** Zentrum für Heilmitteltherapie Mäder GmbH. **Art der Einrichtung:** Reha- und Präventivzentrum mit Schwerpunkt der ganzheitlichen Gesundheitsförderung. **Positionierung:** Premiumanbieter im Fitness- und Präventionsbereich mit interdisziplinärer Zusammenarbeit verschiedener Fachrichtungen.

2.1 Begründung der Kursinhalte

Die vorgestellen Kursinhalte (vgl. Aufgabe 2) basieren auf einem Stressbewältigungsprogram nach dem multimodalen Ansatz. Das übergeordnete Ziel von derartigen Programmen liegt in der Förderung des körperlichen sowie seelischen Wohlbefindens der Teilnehmer durch eine Minderung der Häufigkeit und Intensität von alltäglichen Belastungsempfindungen. Dies soll durch eine Steigerung der individuellen Bewältigungskompetenz erreicht werden soll (Siebecke & Kaluza, 2012, S. 79).

Um auf der erste übergeordnete Ziel (vgl. Tabelle 3) einzugehen, liegt ein inhaltlicher Schwerpunkt des Kompetenztrainings auf der Edukation der Teilnehmer im Sinne einer Wissensvermittlung zum Thema „Stress". Viele Teilnehmer definieren Stress als ein von außen auf sie wirkendes Übel, dem sie mehr oder weniger passiv ausgesetzt sind (Kaluza, 2017. S. 86). Um diese kollektive Missinterpretation von Stress zu eliminieren, soll hier ein adäquater Einstieg in das Thema gewährleistet werden. Zudem wird ein Stressverständnis generiert und die eigene Handlungsfähigkeit bewusst gemacht. Es soll eine generelle Handlungskompetenz entwickelt und gefestigt werden, was auch den Inhalt des zweiten Kursinhaltes (vgl. Tabelle 6) darstellt. Um das zweite Ziel (vgl. Tabelle 4) zu erreichen, beinhaltet der Kurs Module zur Verbesserung der physischen und psychischen Ressourcen, welche als Fähigkeiten zur Entspannung auf körperlicher und mentaler Ebene definiert werden. Die Fähigkeit, sich körperlich und psychisch entspannen und abschalten zu können, stellt eine wesentliche Komponente der allgemeinen Stresskompetenz dar (Kaluza, 2017, S. 92). Als weiteren thematischen Schwerpunkt wird die Reflexion der Stresskompetenz im Programm etabliert. Hier sollen die Teilnehmer ihre bisherige Alltagsgestaltung reflektieren. Desweiteren sollen die erlernten Kompetenzen (Copingstrategien) erfolgreich und langanhaltend in das tägliche Leben, vor allem nach Beendigung des Kurses, einbearbeitet werden.

3 Teilaufgabe 3 – Inhaltlich-methodische Detailplanung des Kursprogramms

In der folgenden Tabelle wird die inhaltich-methodische Detailplanung des Kursprogramm dargestellt. Das Programm beinhaltet neun verschiedene Einheiten über einen Zeitraum von neun Wochen.

Tabelle 7 Inhaltlich-methodische Detailplanung des Kursprogramms (eigene Darstellung)

Woche/ Kursein- heit	Hauptthema der Kurseinheit	Lernziele	Lerninhalte	Umsetzungsaspekt
1/KE 1	Einstieg in das Kursprogramm – Kennenlernen	**Theorie:** - Erwartungen an das Programm und Wünsche der Teilnehmer erfahren. **Praxis:** - Datensammlung zur aktuellen gesundheitlichen Verfassung der TN.	**Theorie:** - Vorstellungsrunde, Besprechung der individuellen Erwartungen, Wünsche und Ziele. **Praxis:** - Besprechung und Bearbeitung der „Checkliste: Warnsignale für Stress", anschließende Auswertung.	**Organisationsformen:** Dokumentierter Frontalunterricht im Theorieteil. Schriftliches bearbeitung der Checkliste im Praxisteil. **Medien:** Flipchart **Hilfsmittel:** Fragebogen „Checkliste: Warnsignale für Stress", Programmübersicht.
2/KE 2	Begegnung mit Stress – wahrnehmen und verstehen	**Theorie:** - Teilnehmer sollen Stress ganzheitlich verstehen, sowie zwischen verschiedenen Formen der „Stressbelastung" differenzieren können. **Praxis:** - Sensibilisierung der TN für das Entspannungstraining, Einführung. Reflexion der eigenen Stresswahrnehmung der TN.	**Theorie:** - Was sind Stressoren? Differenzierung von Stress in Eustress & Distress. -Auswirkungen auf Körper und Psyche. -Individuelle definition der TN von Stress. **Praxis:** - Anleitung und Durchführung einer Körperreise, untermalt von ruhiger Entspannungsmusik. - Besprechung und Bearbeitung der Befragung „Perceived Stress Questionnaire".	**Organisationsformen:** Frontalunterricht durch KL mit aktiver Mitarbeit der TN. Beobachtungsaufgaben & Körperwahrnehmung für TN während der Körperreise im Praxisteil. **Medien:** Musikanlage **Hilfsmittel:** Gymnastikmatten, Perceived Stress Questionnaire.

		Theorie:	Theorie:	Organisationsfor-
3/KE 3	Copingstrate-gien	- Grundlegende Wissensvermittlung zum Thema Copingstrategien. - Wie reguliert der Mensch Stresserfahrungen? - Effektive vs. destruktive Copingstrategien. **Praxis:** - Erkennen der eignenen, von den TN im Alltag verwendeten Copingstragegien. - Fortführende Sensibilisierung für Entspannungstraining, Kennenlernen einer weiteren Methode.	- Was sind Copingstrategien? Wann kommen sie zum Einsatz? - Kategorieren der Copingstrategien **Praxis:** - Sammeln von individuellen Copingstrategien der TN. Ordnung nach den Kategorien „problemlösend/problemorientierend und emotionsregulierend". Anschlieβende Diskussion mit den TN untereinander und mit dem KL. - Progressive Musikrelaxion nach Jacobsen	**men:** Wissensvermittlung durch Frontalunterricht im Theorieteil. Kleingruppenarbeit mit anschließender Diskussion im Plenum sowie Anweisungen durch KL bezüglich des Entspannungstrainings **Medien:** Flipchart, Musikanlage **Hilfsmittel:** Moderationskarten, Gymnastikmatte
4/KE 4	Verhaltensgewohnheiten	**Theorie:** - Vermittlung des psychologischen Hintergrunds von schlechten Verhaltensgewohnheiten **Praxis:** - Erlernen von Strategien zur Veränderung situationsgebundenere gesundheitsschädigender Verhaltensweisen durch Psychologisches Training.	**Theorie:** - Entstehung und Festigung von Ersatz-Bedürfnisbefriedigungen - Wie kann man sich schädigende Verhaltensgewohnheiten/Copingstrategien abgewöhnen? **Praxis:** - Selbstregulatiostraining (Bewegungründe für das Ablegen schlechter Ge-	**Organisationsfor-men:** Wissensvermittlung durch Frontalunterricht im Theorieteil. Gespräche in Kleingruppen im Praxisteil **Medien:** Flipchart **Hilfsmittel:** keine

			wohnheiten, Entscheidung, Situationsanalyse).	
5/KE 5	Entspannungstrainings	**Theorie:** - Grundlagen des Entspannungstrainings. - Methoden und Verfahren (geistig-psychisch und körperlich). **Praxis:** - Systematisches Erlernen von diversen Entspannungstechniken, Festigung dieser im Alltag der TN.	**Theorie:** - Förderung der drei Bereiche: psychische & körperliche Entspannungsfähigkeit, -- Körperwahrnung und psychische Prozesse. **Praxis:** - Durchführung einer progressiven Musikrelaxion nach Jacobsen + Meditation, - Hausaufgabe zur nächsten Kurssitzung Form der PMR.	**Organisationsformen:** Wissensvermittlung durch Frontalunterricht im Theorieteil. Zuhöraufgabe & aktive Mitarbeit der TN im Praxisteil. **Medien:** Flipchart **Hilfsmittel:** Gymnastikmatte
6/KE 6	Systematisches Problemlösen	**Theorie:** - Besprechung der Hausaufgabe aus KE 4 und Sammlung der individuellen Erfahrungen. - Anknüpfung an individuelle Copingstrategien (Moderationskarten aus KE 3). **Praxis:** - Bearbeitung & Lösungsfindung eines komplexeren Stressproblems.	**Theorie:** - Plenumsdiskussion bezüglich der Hausaufgabe. - Suche nach zu lösenden Stressproblemen durch Moderationskarten aus KE 4. **Praxis:** - Bearbeitung eines von den Teilnehmern ausgewählten Stressproblems durch Brainstorming.	**Organisationsformen:** Frontalunterricht mit aktiver Beteiligung der TN durch Fragestellungen bezüglich der Hausaufgabe im Theorieteil. Kleingruppenarbeit (5 Personen á Gruppe) im Praxisteil. **Medien:** Flipchart **Hilfsmittel:** Gymnastikmatte, Moderationskarten
7/KE 7	Zeitmanagement	**Theorie:** - Auseinandersetzung mit dem eigenen Zeitmanagement.	**Theorie:** - Differenzierungsmöglichkeiten der Aufgaben nach dem Eisenhower-Prinzip	**Organisationsformen:** Wissensvermittlung durch Frontalunterricht im Theorieteil.

		- Zeitdiebe aufspüren & Prioritäten setzen. **Praxis:** - Selbsteinschätzung des Zeitmanagements. - Wiederholung einer bekannten Entspannungsmethode.	(A-B-C Aufgaben). **Praxis:** - Bearbeitung des Fragebogens „Zeitdiebe". - Durchführung der progressiven Muskelrelaxation nach Jacobsen + Meditation.	Aktive Mitarbeit der TN im Praxisteil. **Medien:** Flipchart **Hilfsmittel:** Fragebogen, Gymnastikmatte
8/KE 8	Spannungsregulation im Alltag	**Theorie:** - Verdeutlichung der Tragweite eines optimalen Verhältnis zwischen Belastung & Erholung für das alltägliche Leben der TN. - Sensibilisierung für Ergänzungsprogramme im Rahmen des Kurses (Bewegung & Sport). -Stressbewältigung durch sportliche Aktivität. **Praxis:** - Selbstreflexion über das Verhältnis von Belastung und Erholung der TN im alltäglichen Leben. - Progressive Muskelrelaxation als Beispiel für das Verhältnis zwischen Anspannung & Entspannung.	**Theorie:** - Erfolgreiches umschalten zwischen Aktivierungs- und Erholungsmustern. - Empfehlung für sportliche Aktivitäten (Ausdauer- und Krafttraining). **Praxis:** - Festigung der Progressiven Muskelrelaxation für die alltägliche Anwendung bei TN.	**Organisationsformen:** Wissensvermittlung durch Frontalunterricht im Theorieteil. Aktive Mitarbeit der TN im Praxisteil **Medien:** Flipchart **Hilfsmittel:** Gymnastikmatte
9/KE 9	Abschluss & Evaluierung des Kursprogramms	**Theorie:** - Zusammenfassung und Besprechung der	**Theorie:** - Auf Rückschläge einstellen.	**Organisationsformen:** Sowohl im Praxis- als auch im Theorieteil

gesamten Kursin-halte. **Praxis:** - Bilanz aus prä- und post Testergebnissen der beiden Messintrumente aus KE 1 und KE 2 ziehen.	-Vergegenwärtigen der Intentionen für die Zukunft. **Praxis:** - Erneute bearbeitung der Messinstrumente „Checkliste: Wanrsignale für Stress" sowie „Perceived Stress Questionnaire" und deren Auswertung.	aktive Diskussion zwischen TN unterei-nander und mit KL. **Medien:** Flipchart **Hilfsmittel:** „Checkliste: Warnsignale für Stress", Perceived Stress Questionnaire.

Tabellenlegende: KE: Kurseinheit, TN: Teilnehmer, KL: Kursleiter

4 Teilaufgabe 4 – Dokumentation und Evaluation des Kursprogramms

Tabelle 8 Dokumentation und Evaluation des Kursprogramms (eigene Darstellung)

Übergerodnetes Kursziel	Messbares Interventions-ziel	Zielindi-kator	Erhebungs-methode	Erhebnungs-instrument	Messzeitpunkte (t)
Stärkung der Stresswahrneh-mung. – Menta-les Training	Verbesserung des Skalen-rangs	Skalenrang nach Aus-wertung	Standardi-sierte schriftliche Befragung	Perceived Stress Questi-onnaire (PSQ)	$(t)_0$ = bei Kurs-beginn (KE2) $(t)_1$ =bei Kurs-ende (KE 8)
Stärkung der Entspannungsfä-higkeit zum Ab-bau körperlicher Übererregszu-stände – Körper-liches Training	Minimierung der Gesamt-punktzahl für die Bewertung	Verringe-rung des Scores um mindestens 5 Punkte	Standardi-sierte schriftliche Befragung	Checkliste: „Warnsignale für Stress"	$(t)_0$ = bei Kurs-beginn (KE1) $(t)_1$ = bei Kurs-ende (KE8)
Festigung des Kursprogramms und Integration der Techniken	Verbesserung des Skalen-rangs	Skalenrang nach Aus-wertung (Likert-Skala)	Standardi-sierte schriftliche Befragung	Stress- und Coping Inven-tar (SCI)	$(t)_0$ = 1 Woche vor Kursbeginn $(t)_1$ = 12 Wochen nach Beendi-gung des Pro-gramms

(Copingstrate-gien) in den Alltag					

5   Literaturverzeichnis

Fliege, H., Rose, M., Arck, P., Levenstein, S., Klapp, B.F. (2001). Validierung des „Perceived Stress Questionnaire" (PSQ) an einer deutsche Stichprobe. Diagnostica, 47 (3), 142-152.

Hapke, U., Maske, U.E., Scheidt-Nave, C., Bode, L., Schlack, R., Busch, M.A. (2013). Chronischer Stress bei Erwachsenen in Deutschland, Ergebnisse der Studie zu Gesundheit Erwachsener in Deutschland. Bundesgesundheitsblatt, 56, 749-754.

Kaluza, G. (2017). Stressbewältigung, Trainingsmanual zur psychologischen Gesundheitsförderung. Marburg: Springer-Verlag.

Marschall, J., Hildebrandt, S., Nolting, H. (2019). DAK-Gesundheitsbericht. Berlin.

Satow, L. (2012). Stress- und Copinginventar (SCI): Test- und Skalendokumentation. Zugriff am 04.10.2020. Verfügbar unter https://www.psycharchives.org/bitstream/20.500.12034/437/3/PT_9006508_SCI_Skalendokumentation.pdf

Siebecke, D., Kaluza, G. (2012). Stressmanagement. In F. Hallenberger & C. Lorei (Hrsg.) Grundwissen Stress (S. 75-122). Frankfurt am Main: Verlag für Polizeiwissenschaft.

Statistisches Bundesamt. (2020). Krankheitskosten: Deutschland, Jahre, Krankheitsdiagnosen (ICD-10).

Techniker Krankenkasse. (2016). Entspann dich, Deutschland. TK-Stressstudie 2016. Hamburg: Techniker-Krankenkasse.

von Boch-Galhau, B., Lier, L., Beelmann, A., Karing, C. (2018). Lassen sich Stressmanagementkompetenzen bei Berufstätigen kurz- und langfristig fördern? Implementation und Evaluation eines Stressbewältigungstrainings für Berufstätige. Hamburg: Springer-Verlag.

6 Abbildungs- und Tabellenverzeichnis

6.1 Tabellenverzeichnis

7 Anhang

7.1 Anhang 1

PSQ20 W4'

Im Folgenden finden Sie eine Reihe von Feststellungen. Bitte lesen Sie jede durch und wählen Sie aus den vier Antworten diejenige aus, die angibt, wie häufig die Feststellung auf Ihr Leben in den letzten 4 Wochen zutrifft. Kreuzen Sie bitte bei jeder Feststellung das Feld unter der von Ihnen gewählten Antwort an. Es gibt keine richtigen oder falschen Antworten. Überlegen Sie bitte nicht lange und lassen Sie keine Frage aus.

	fast nie	manchmal	häufig	meistens
01. Sie fühlen sich ausgeruht. PSQ01	1	2	3	4
02. Sie haben das Gefühl, dass zu viele Forderungen an Sie gestellt werden. PSQ02	1	2	3	4
03. Sie haben zu viel zu tun. PSQ04	1	2	3	4
04. Sie haben das Gefühl, Dinge zu tun, die Sie wirklich mögen. PSQ07	1	2	3	4
05. Sie fürchten, Ihre Ziele nicht erreichen zu können. PSQ09	1	2	3	4
06. Sie fühlen sich ruhig. PSQ10	1	2	3	4
07. Sie fühlen sich frustriert. PSQ12	1	2	3	4
08. Sie sind voller Energie. PSQ13	1	2	3	4
09. Sie fühlen sich angespannt PSQ14	1	2	3	4
10. Ihre Probleme scheinen sich aufzutürmen. PSQ15	1	2	3	4
11. Sie fühlen sich gehetzt. PSQ16	1	2	3	4
12. Sie fühlen sich sicher und geschützt. PSQ17	1	2	3	4
13. Sie haben viele Sorgen. PSQ18	1	2	3	4
14. Sie haben Spaß. PSQ21	1	2	3	4
15. Sie haben Angst vor der Zukunft. PSQ22	1	2	3	4
16. Sie sind leichten Herzens. PSQ25	1	2	3	4
17. Sie fühlen sich mental erschöpft. PSQ26	1	2	3	4
18. Sie haben Probleme, sich zu entspannen. PSQ27	1	2	3	4
19. Sie haben genug Zeit für sich. PSQ29	1	2	3	4
20. Sie fühlen sich unter Termindruck. PSQ30	1	2	3	4

Skalenberechnung

Stress-Fragebogen (PSQ)

Codierung 1-4

Für die Berechnung müssen mindestens 25 Werte vorhanden sein

psq_mean = Mittelwert ((5 – str01) + str02 + str03 + str04 + str05 + str06 + (5 – str07) + str08 + str09 + (5 – str10) + str11 + str12 + (5 – str13) + str14 + str15 + str16 + (5 – str17) + str18 + str19 + str20 + (5 – str21) + str22 + str23 + str24 + (5 – str25) + str26 + str27 + str28 + (5 – str29) + str30)

psq =	(psq_mean –1) /3

- Division der Itemsumme durch Itemanzahl bestimmt den Mittelwert
- psq_mean –1 verändert die Skalen von 1 – 4 zu 0 – 3
- Division durch 3 ergibt einen Wert zwischen 0-1

(Fliege, Rose, Arck, Levenstein & Klapp, 2001, S. 142)

7.2 Anhang 2

Die folgenden Punkte können Anzeichen für Überforderung sein. Welche davon haben Sie in der letzten Woche an sich feststellen können?

	stark	leicht	kaum/ gar nicht	Punkte
Körperliche Warnsignale				
Herzklopfen/Herzstiche	2	1	0	
Engegefühl in der Brust	2	1	0	
Atembeschwerden	2	1	0	
Einschlafstörungen	2	1	0	
Chronische Müdigkeit	2	1	0	
Verdauungsbeschwerden	2	1	0	
Magenschmerzen	2	1	0	
Appetitlosigkeit	2	1	0	
Sexuelle Funktionsstörungen	2	1	0	
Muskelverspannungen	2	1	0	
Kopfschmerzen	2	1	0	
Rückenschmerzen	2	1	0	
Kalte Hände/Füße	2	1	0	
Starkes Schwitzen	2	1	0	
Emotionale Warnsignale				
Nervosität, innere Unruhe	2	1	0	
Gereiztheit, Ärgergefühle	2	1	0	
Angstgefühle, Versagensängste	2	1	0	
Unzufriedenheit/Unausgeglichenheit	2	1	0	
Lustlosigkeit (auch sexuell)	2	1	0	
Innere Leere, »ausgebrannt sein«	2	1	0	
Kognitive Warnsignale				
Ständig kreisende Gedanken/Grübeleien	2	1	0	
Konzentrationsstörungen	2	1	0	
Leere im Kopf (»black out«)	2	1	0	
Tagträume	2	1	0	
Albträume	2	1	0	
Leistungsverlust/häufige Fehler	2	1	0	

	stark	leicht	kaum/ gar nicht	Punkte
Warnsignale im Verhalten				
Aggressives Verhalten gegenüber anderen, »aus der Haut fahren«	2	1	0	
Fingertrommeln, Füße scharren, Zittern, Zähne knirschen	2	1	0	
Schnelles Sprechen oder Stottern	2	1	0	
Andere unterbrechen, nicht zuhören können	2	1	0	
Unregelmäßig essen	2	1	0	
Konsum von Alkohol (oder Medikamenten) zur Beruhigung	2	1	0	
Private Kontakte »schleifen lassen«	2	1	0	
Mehr Rauchen als gewünscht	2	1	0	
Weniger Sport und Bewegung als gewünscht	2	1	0	
Gesamtpunktzahl				_____

Bewertung:

0–10 Punkte
Sie können sich über Ihre relativ gute gesundheitliche Stabilität freuen. Ein Entspannungs-
training wird bei Ihnen vor allem vorbeugende Wirkung haben.

11–20 Punkte
Die Kettenreaktionen von körperlichen und seelischen Stressreaktionen finden bei Ihnen bereits statt. Sie sollten möglichst bald damit beginnen, Ihre Kompetenzen zur Stressbewältigung
zu erweitern.

21 und mehr Punkte
Sie stecken bereits tief im Teufelskreis der Verspannungen, emotionalen Belastungen und
Gesundheitsstörungen. Sie sollten auf jeden Fall etwas gegen Ihren Stress und für mehr Gelas-
senheit, Ruhe und Leistungsfähigkeit tun.

(Kaluza, 2018, S. 213)

Fragebogen zum Umgang mit Stress (SCI)

Vorname:_____   Nachname: _____

Geburtsdatum: ___ ___ _____   Geschlecht: männlichen O   weiblich O

Testdatum: ___ ___ _____   Ort:_____

Anleitung:

Antworten Sie möglichst spontan! Es gibt keine richtigen oder falschen Antworten. Achten Sie darauf, dass Sie keine Aussage auslassen.

Inwieweit haben Sie sich in den letzten drei Monaten durch folgende Unsicherheiten belastet gefühlt?

	nicht belastet						sehr stark belastet
Unsicherheit durch finanzielle Probleme.	O	O	O	O	O	O	O
Unsicherheit in Bezug auf Ihren Wohnort.	O	O	O	O	O	O	O
Unsicherheit in Bezug auf Arbeitsplatz, Ausbildungsplatz, Studium oder Schule.	O	O	O	O	O	O	O
Unsicherheit in Bezug eine ernsthafte Erkrankung.	O	O	O	O	O	O	O
Unsicherheit in Bezug auf die Familie oder Freunde.	O	O	O	O	O	O	O
Unsicherheit in Bezug auf die Partnerschaft.	O	O	O	O	O	O	O
Unsicherheit in Bezug auf wichtige Lebensziele.	O	O	O	O	O	O	O

Inwieweit haben Sie sich in den letzten drei Monaten durch folgende Ereignisse und Probleme überfordert gefühlt?

	Nicht überfordert						Sehr stark überfordert
Schulden oder finanzielle Probleme	O	O	O	O	O	O	O
Wohnungssuche oder Hausbau	O	O	O	O	O	O	O
Leistungsdruck am Arbeitsplatz, im Studium, in Ausbildung oder Schule	O	O	O	O	O	O	O
Erwartungen und Ansprüche der Familie oder Freunde	O	O	O	O	O	O	O
Erwartungen und Ansprüche des Partners	O	O	O	O	O	O	O
gesundheitliche Probleme	O	O	O	O	O	O	O
eigene Erwartungen und Ansprüche	O	O	O	O	O	O	O

Inwieweit haben Sie sich in den letzten drei Monaten durch tatsächlich eingetretene negative Ereignisse belastet gefühlt?

	Nicht eingetreten/ belastet						sehr stark belastet
Verlust von finanziellen Mitteln (mehr als 50.000 EUR)	O	O	O	O	O	O	O
Verlust von Wohnung oder Haus / Umzug / neuer Wohnort	O	O	O	O	O	O	O
Verlust von Arbeitsplatz, Ausbildungsplatz, Studienplatz oder Verweis von der Schule	O	O	O	O	O	O	O
Verlust von Familienangehörigen oder Freunden	O	O	O	O	O	O	O
Verlust oder Trennung vom Partner	O	O	O	O	O	O	O
Verlust von Gesundheit oder Handlungsfähigkeit	O	O	O	O	O	O	O
eigenes Scheitern in wichtigen Lebensbereichen	O	O	O	O	O	O	O

Stress und Druck können körperliche Symptome verursachen. Welche Symptome haben Sie bei sich in den letzten sechs Monaten beobachtet?

	trifft gar nicht zu	trifft eher nicht zu	trifft eher zu	trifft genau zu
Ich schlafe schlecht.	O	O	O	O
Ich leide häufig unter Magendrücken oder Bauchschmerzen.	O	O	O	O
Ich habe häufig das Gefühl einen Kloß im Hals zu haben.	O	O	O	O
Ich leide häufig unter Kopfschmerzen.	O	O	O	O
Ich grüble oft über mein Leben nach.	O	O	O	O
Ich bin oft traurig.	O	O	O	O
Ich habe oft zu nichts mehr Lust.	O	O	O	O
Ich habe stark ab- oder zugenommen (mehr als 5kg).	O	O	O	O
Meine Lust auf Sex ist deutlich zurückgegangen.	O	O	O	O
Ich ziehe mich häufig in mich selbst zurück und bin dann so versunken, dass ich nichts mehr mitbekomme.	O	O	O	O
Ich habe Zuckungen im Gesicht, die ich nicht kontrollieren kann.	O	O	O	O
Ich kann mich schlecht konzentrieren.	O	O	O	O
Ich habe Alpträume.	O	O	O	O

Wie gehen Sie mit Stress um? Es gibt keine richtigen oder falschen Antworten. Antworten Sie möglichst spontan und lassen Sie keine Aussage aus.

		trifft gar nicht zu	trifft eher nicht zu	trifft eher zu	trifft genau zu
positiv	Ich sage mir, dass Stress und Druck auch ihre guten Seiten haben.	O	O	O	O
alk (-)	Egal wie groß der Stress wird, ich würde niemals wegen Stress zu Alkohol oder Zigaretten greifen.	O	O	O	O
aktiv	Ich mache mir schon vorher Gedanken, wie ich Zeitdruck vermeiden kann.	O	O	O	O
support	Wenn ich mich überfordert fühle, gibt es Menschen, die mich wieder aufbauen.	O	O	O	O
positiv	Ich sehe Stress und Druck als positive Herausforderung an.	O	O	O	O
positiv	Auch wenn ich sehr unter Druck stehe, verliere ich meinen Humor nicht.	O	O	O	O
aktiv	Ich versuche Stress schon im Vorfeld zu vermeiden.	O	O	O	O
rel	Bei Stress und Druck finde ich Halt im Glauben.	O	O	O	O
rel	Gebete helfen mir dabei, mit Stress und Bedrohungen umzugehen.	O	O	O	O
rel	Egal wie schlimm es wird, ich vertraue auf höhere Mächte.	O	O	O	O
alk	Wenn mir alles zu viel wird, greife ich manchmal zur Flasche.	O	O	O	O
aktiv	Ich tue alles, damit Stress erst gar nicht entsteht.	O	O	O	O
support	Wenn ich unter Druck gerate, habe ich Menschen, die mir helfen.	O	O	O	O
alk	Bei Stress und Druck entspanne ich mich abends mit einem Glas Wein oder Bier.	O	O	O	O
support	Bei Stress und Druck finde ich Rückhalt bei meinem Partner oder einem guten Freund.	O	O	O	O
positiv	Bei Stress und Druck konzentriere ich mich einfach auf das Positive.	O	O	O	O
aktiv	Bei Stress und Druck beseitige ich gezielt die Ursachen.	O	O	O	O
rel	Bei Stress und Druck erinnere ich mich daran, dass es höhere Werte im Leben gibt.	O	O	O	O
support	Egal wie schlimm es wird, ich habe gute Freunde, auf die ich mich immer verlassen kann.	O	O	O	O
alk	Wenn ich zu viel Stress habe, rauche ich eine Zigarette.	O	O	O	O

(Satow, 2012, S. 13)

BEI GRIN MACHT SICH IHR WISSEN BEZAHLT

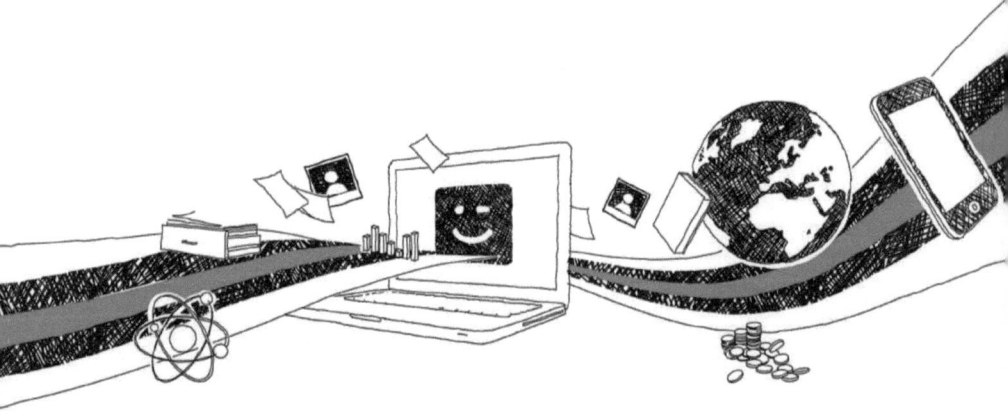

- Wir veröffentlichen Ihre Hausarbeit,
  Bachelor- und Masterarbeit

- Ihr eigenes eBook und Buch -
  weltweit in allen wichtigen Shops

- Verdienen Sie an jedem Verkauf

Jetzt bei www.GRIN.com hochladen
und kostenlos publizieren

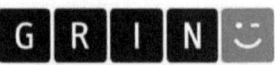